Masaje Angelical
(Un Curso Inédito)

Damián Alvarez

© Masaje Angelical (Un Curso Inédito)

© Francisco Damián Alvarez Yanes, 2019

1ª edición en castellano

ISBN: 9781095927106

Sello: Independently published

Editado, Publicado y Distribuido por Amazon Media Publishing

Impreso en E.U.A. / Printed in U.S.A.

A ti, Loly,
porque te quiero.

Índice

Introducción

El cuerpo es bonito. El cuerpo es para disfrutarlo. Todos necesitamos ser tocados, acariciados, abrazados.

El masaje, aparte de sus efectos terapéuticos en sí mismo, también sana muchos miedos, carencias afectivas, inseguridades, vergüenzas, etc., ya lo creo. Tan solo el tocar es reconfortante y sanador. Está demostrado científicamente que los niños que reciben más abrazos y caricias se desarrollan mejor y son más inteligentes que aquellos que no.

Poder disfrutar de un buen masaje, relajándose y sintiendo placer físico es maravilloso y una prueba del grado de salud anímica del receptor del tratamiento.

En este curso explicaré como se lleva a cabo el Masaje Angelical, creado por mi persona, para que te "ruborices" de verdad. El Masaje Angelical se ha creado solo para "ángeles humanos" de un cierto grado de desarrollo espiritual más avanzado. Te puedo adelantar el sistema:

1. Técnicas de Masaje "Alas de Ángel", "Fleur" o "Amor",

2. Masaje Intuitivo/Masaje Anímico,
3. Canto/Rezo en Lenguas sincronizado con los movimientos del masaje según la Geometría Sagrada,
4. El Aliento de Dios, canalización de las energías sanadoras más elevadas (Flor de la Vida), así como la mezcla del Aceite del Masaje que se utiliza, con una frecuencia muy elevada también.

El Masaje Angelical es en cierta manera una terapia intuitiva que puede hacer que alcances el éxtasis en todos los planos y todos los niveles, y por supuesto, incluyendo el plano físico.

El día que recibas un Masaje Angelical, todos los demás masajes te sabrán a poco, y no desearás otro. Te lo aseguro, ... te habrás sanado...

Masaje Angelical
(Un Curso Inédito)

Damián Alvarez

MASAJE ANGELICAL

(CLASE I)

PRIMERA CLASE DEL CURSO DE MASAJE ANGELICAL

Un Repaso al Curso de Aromaterapia:

Los Aceites Esenciales:

Desde los Tiempos Bíblicos, pasando por el Antiguo Egipto, Babilonia y Roma hasta llegar a la Cosmética y la Estética actual, el ser humano ha hecho uso de los Aceites Esenciales (el Alma de las Plantas) para crear Perfumes, Cremas Embellecedoras y Medicinas para tratar Cuerpo, Mente y Alma.

Los aceites Esenciales o Aceites Etéreos, como se les denomina en algunos países, se extraen de Flores, Tallos y Hojas de Plantas por medio de Presa en Frío y Destilación o Separación. Estos Aceites son muy Sutiles, son la Esencia de la Planta, el Alma de la Planta como su nombre indica. Estos Aceites concentrados contienen cualidades no solo Terapéuticas sino también Sanadoras.

Se han usado en las Iglesias y Templos de todas las Religiones para crear estados Elevados de Conciencia, Vibraciones Armónicas, sensación de Paz y Bienestar. También las Altas Vibraciones de estos Aromas se han utilizado desde siempre para limpiar la Atmósfera y protegerse de Energías Negativas.

Toda Base de Producto Aroma terapéutico es un o varios Aceites Esenciales, sean Inciensos, Sales de Baño, Velas Aromáticas, Perfumes, etc. Se le han atribuido hasta Propiedades Mágicas, y en verdad son casi Mágicas.

Consejos y Recomendaciones Aromaterapéuticas:

- Niños de 1 a 4 años solo deben usar Aceites Esenciales de Manzanilla, Lavanda, Mandarina, Naranja, Neroli y Sándalo en una dosis de 1 gota de Aceite Esencial en 15 ml. de Aceite Base.

- Niños de 5 a 12 años la mitad de la dosis de un Adulto.

- Mi propia Recomendación durante el Embarazo es evitar el contacto con Aceites Esenciales, ya que el mismo Aceite puede ser más o menos fuerte dependiendo de la Cosecha, País, Clima, Época del Año, etc.

- El Romero y la Timia no se deben usar por personas Epilépticas ni personas con la Tensión Alta.

- No usar aceites Esenciales fuertes en combinación con productos Homeopáticos.

- Conservar los Aceites Esenciales en lugar Fresco y Oscuro con sus tapas bien cerradas y fuera del alcance de los Niños.

- No usar Aceites Esenciales cuyos efectos Terapéuticos desconozcas.

- No usar nunca Aceites Esenciales sobre la Piel sin diluirlas primero en Aceite Base.

- No tratar Enfermedades Graves con Aromaterapia sin consentimiento Médico.

Antes de aprenderte las siguientes dosis para las recetas de Aromaterapia piensa que si en una receta pone 9 gotas y se utilizan 3 aceites esenciales, se refiere a 3 gotas de cada aceite que sumadas den 9 y no a 9 gotas de cada aceite. Si solo mezclas en la receta dos aceites esenciales pondrás 4 gotas de un aceite esencial y 5 gotas de la otra aceite esencial. ¿Entiendes la idea, verdad?

Los Aceites de Masaje:

Receta:

- 1 Decilitro de Aceite Base

- 9 Gotas de Aceite Esencial

Los Aceites de Masaje se suelen hacer con 3 (máximo 4) Aceites Esenciales diferentes, según las cualidades terapéuticas que le deseemos atribuir a el Aceite de Masaje en cuestión. Ya te enviaré recetas y las propiedades de los Aceites Esenciales más comunes.

Los Aceites Esenciales no se deben (bajo ningún concepto) usar sin diluirlos en Aceite Base.

Los Aceites Base/Neutros:

- Aceite de Yoyoba
- Aceite de Aguacate
- Aceite de Semillas de Girasol
- Aceite de Semillas de Uva
- Aceite de Zanahorias
- Aceite de Almendras
- Aceite de Hierba de San Juan
- Aceite de Oliva
- Aceite de Avellanas
- Aceite de Sésamo
- Aceite de Avena

Nosotros, en el Masaje Angelical utilizaremos el Aceite de Oliva como Aceite Base, que aunque tenga un poco de aroma, es la más barata y tiene propiedades terapéuticas que se remontan a tiempos bíblicos.

Los Aceites Esenciales escogidos son los que poseen la frecuencia vibratoria más elevada asociada al plano angelical y divino, o sea, al chakra Tercer Ojo y Corona.

Los Aceites de Masaje se recomienda agitarlos siempre antes de usar para que los aceites (que tienen diferente densidad), se mezclen bien.

Los Aceites Esenciales puros son artículos de lujo y suelen ser muy caros, pero si te dedicas a la Aromaterapia, te recomiendo que cobres los perfumes y otros aceites que hagas, así como todos nosotros lo hacemos. También piensa que un bote de 10 mililitros de Aceite Esencial te puede durar un año o más.

*Receta de Aceite de Masaje para el Masaje Angelical:

Receta:

- 1 Decilitro de Aceite de Oliva
- 3 Gotas de Aceite Esencial de Sándalo
- 3 Gotas de Aceite Esencial de Mirra
- 3 Gotas de Aceite Esencial de Incienso

MASAJE AROMATERAPÉUTICO

Partes del Cuerpo:

Si te fijas, el cuerpo humano está dividido en tres partes: Cabeza, torso y extremidades, además cada parte del cuerpo está, a su vez dividida en tres partes, y siempre es así. Por ejemplo: El brazo está dividido en brazo, antebrazo y mano. La pierna está dividida en muslo, pantorrilla y pie. Los dedos también están divididos en tres partes.

Partes del Cuerpo que se tratan en el Masaje Aromaterapéutico:

Dorsal:

1.- Espalda

2.- Glúteos

3.- Muslo Izquierdo

4.- Pantorrilla Izquierda

5.- Pie Izquierdo

6.- Muslo Derecho

7.- Pantorrilla Derecha

8.- Pie Derecho

Frontal:

9.- Pecho

10.- Estómago

11.- Muslo Derecho

12.- Pantorrilla Derecha

13.- Muslo Izquierdo

14.- Pantorrilla Derecha

15.- Equilibrado (Tercer Ojo/Base)

Sistema de Masaje Aromaterapéutico:

*En el Masaje Angelical solo están incluidos los "pases largos" pero es bueno que te aprendas también los pases cortos para introducirlos en el "masaje intuitivo".

Pases largos:

Ten en cuenta que el masaje se efectúa siempre de abajo hacia arriba, o sea, siempre dirigiéndolo hacia el corazón, exceptuando el pecho de las mujeres, está claro que en los pechos de las mujeres no se aplica masaje porque se podrían dañar los ganglios. En cualquier caso, se aplicaría de forma muy suave, Entonces a la mujer se le daría el masaje en el triangulo que le forman los pechos (zona muy pequeña), entre la parte superior de las mamas y la garganta, entonces el masajista/Terapeuta se tiene que situar detrás de la cabeza del paciente, pero, de todas formas, el masaje se efectúa en dirección hacia el corazón,. hacia abajo.

Ten en cuenta también que siempre se sube por el centro de la parte correspondiente (la espina dorsal no se toca, sino que se sube a los lados de la espina dorsal), y se baja por los lados. Ejemplo: En la espalda subiría con ambas manos desde la zona lumbar hasta el cuello del paciente por el centro de la espalda (ambos lados de la espina dorsal), y bajaría por los costados, uniría mis manos otra vez en la zona lumbar y subiría otra vez por el centro hasta el cuello. Piensa que cuanto más extenso el masaje, mejor, intenta cubrir con el masaje tanto cuerpo como te sea posible en cada parte del cuerpo.

Los cambios de pases siempre se hacen en la zona baja de la parte que se está tratando.

Pases cortos:

En los pases cortos siempre se hace el cambio en la parte superior derecha de la parte del cuerpo que se esté tratando. El masaje se aplica bajando por la derecha y subiendo por la izquierda con los dedos de las manos dirigidos en sentido contrario a tu cuerpo.

Sistema del Masaje Aromaterapéutico:

Pases largos:

1.- Pluma o Mariposa

2.- Fleur (yema de los dedos)

3.- Fleur (mano completa)

Pases cortos:

4.- Zig-Zag o Tijeras

5.- Amasamiento

6.- Cortando carne

7.-Golpe en vacío

Pases largos:

8.- Fleur (mano completa)

9.- Fleur (yema de los dedos)

10.- Pluma o Mariposa

Todos los pases se efectuarán en cada parte del cuerpo. La técnica "Pluma" o "Mariposa" (para nosotros "alas de ángel"), es una comunicación sin palabras con el paciente. Con esta técnica le decimos al paciente que vamos a empezar y que terminamos con esa parte del cuerpo.

*En el Masaje Angelical solo se utilizan el "pluma" que nosotros denominaremos "alas de ángel" y el "fleur" con la yema de los dedos, y solo pases largos como ya hemos dicho. También se darán pases a lo largo de la espina dorsal desde la base del cuello hasta el final de la espina *dorsal desde arriba hacia abajo y viceversa por la zona dorsal. Por la zona frontal central también se darán los pases pero desde la parte superior del centro del pecho hasta el hueso púbico, y siempre manteniendo el decoro.*

Durante el "masaje intuitivo" se podrán dar "pases largos" a lo largo de las extremidades por completo, o sea, por ejemplo desde las nalgas hasta los pies, y hasta a lo largo de todo el cuerpo.

Técnicas del Masaje Aromaterapéutico:

"Fleur" es una palabra francesa que significa flor y que describe la técnica de masaje. Una planta que comienza a crecer desde abajo hasta arriba y cuando llega arriba se abre como una flor para bajar por los lados y unirse otra vez abajo y volver a subir por el centro.

La Técnica "Pluma" o "Mariposa" (para nosotros "Alas de Ángel"), es como el "Fleur" pero muy, muy suave, como si estuvieras dando el masaje con una pluma o con las alas de una mariposa. Tus dedos serán esas plumas y alas de mariposa.

La Técnica "Zig-Zag" se hace haciendo precisamente zig zag con las dos manos apoyadas en el cuerpo del paciente, deslizando primero una mano hacia adelante y cuando la recogemos deslizamos la otra manos. Se aplica con las manos muy cerca las una de la otra y el movimiento hacia adelante se hace (dependiendo del tamaño del cuerpo del paciente), más o menos del tamaño de media mano. Es deslizar las manos hacia adelante y hacia atrás, una primero y otra después y viceversa.

La Técnica "Amasamiento" es como si estuvieras amasando realmente masa de pan, pero amasas el cuerpo del paciente. Se hace mejor en las zonas donde hay un poquito de grasa y es bueno para eliminar las toxinas del cuerpo. Agarras un pedazo del cuerpo del paciente con los dedos de una mano (sin pellizcar) y cuando lo sueltas haces lo mismo con la otra mano. Sería amasar intercalando las manos pero de forma seguida.

La Técnica "Cortando Carne" es como cortar con las manos. Tienes que poner los dedos unidos exceptuando el meñique que quedará suelto y un poco separado de los demás para que no duela cuando apliques esta técnica. Las manos las utilizarás como cuchillos. Los golpes se dan con el canto de la mano. Cuando das el golpe con el canto de tu mano el dedo meñique rebota hacia los demás dedos que se mantienen unidos y vuelve a quedar suelto preparado para el próximo golpe, es por eso que no duele. La técnica se efectúa con las dos manos, una primero y la otra después. Las palmas de las manos estarán "mirando la una hacia la otra y la separación depende de la comodidad y de lo práctico en la zona a tratar. Es la técnica clásica que solemos ver en películas cuando sale un masajista.

La Técnica "Golpe en Vacío" se hace haciendo como un cuenco con la mano derecha. Es como si le dieras palmaditas al cuerpo de la persona pero formando un cuenco con tus manos para que no duela el golpe. Esta técnica se efectúa solo con la mano derecha, con la mano izquierda sujetarás la zona a tratar para que no vibre mucho. No des el siguiente golpe muy rápido, sino espera que desaparezcan las vibraciones producidas por el golpe anterior.

En el Masaje Angelical se puede introducir cualquier "técnica de masaje" cundo se llega a la parte de "masaje intuitivo".

Un Masaje Aromaterapéutico:

El paciente/cliente acostado boca abajo. Empiezo con el "Pluma" muy suave, subo con las dos manos al mismo tiempo desde la zona lumbar hasta el cuello de la persona, "me abro" con las manos hacia sus hombros y bajo con una mano por cada costado de ésta (espalda), para unirlas luego otra vez en la zona lumbar y repetir la Técnica dos o tres veces sin parar y al ritmo del reloj.

Aprieto un poco las yemas de los dedos en el último pase en la zona baja de la espalda y hago lo mismo que con el "Pluma". Ahora estoy haciendo "Fleur con la yema de los dedos". Doy dos o tres pases.

Apoyo la mano completa en la zona baja de la espalda del receptor del masaje y repito el proceso. No aprietes, desliza las manos, la presión será siempre agradable y no muy fuerte, sentirás debajo de las manos si le gusta al receptor del masaje o no. Aplica dos o tres pases.

En la zona derecha alta de la espalda (cerca del hombro), empiezo con el "zig-zag", bajo por su costado derecho y subo haciendo "zig-zag" con las manos por su lado izquierdo. Repito dos o tres veces y cambio otra vez a la derecha y zona alta al "amasamiento". Bajo otra vez por el lado derecho y subo por el lado izquierdo. Repito dos o tres veces.

Cambio otra vez, arriba a la derecha pero al "cortando carne" y hago lo mismo que con los anteriores. Cambio arriba a la derecha al "golpe en vacío" y hago lo mismo dos o tres veces.

Termino cambiando abajo en el centro al "Fleur con la mano completa", disminuyendo la presión hasta conseguir el "Fleur con la yema de los dedos" y al final acabo con el "Pluma" para empezar con la próxima parte del cuerpo también con el "Pluma".

Consejos y Advertencias:

El ritmo del masaje es como el tic-tac de un reloj y no se debe de aplicar muy fuerte, realmente es un masaje muy suave. El efecto terapéutico lo producirá la combinación de las aceites esenciales con las que hiciste el "Aceite de Masaje" y no el masaje en sí. El masaje solo es, aunque muy placentero, para extender los aceites esenciales por el cuerpo del paciente.

El masaje dura 30 minutos dorsal y 30 minutos frontal, 1 hora de Terapia. El precio oficial de un masaje de cuerpo completo es de 50 euros.

Practica con tu muslo derecho hasta que se te "suelten" los dedos. Lo ideal en el masaje, y también sabrás que ya eres una experta o experto (o sea, que dominas la técnica), es cuando el receptor del masaje no nota los cambios de técnicas, sino que se mezclan las unas con las otras en armonía.

Equilibra siempre al final del masaje, cubre al paciente y déjalo descansar unos 10 minutos.

Que el paciente no se duche antes de 2 horas para que le haga efecto las propiedades terapéuticas y sanadoras de los aceites esenciales incluidos en el "Aceite de Masaje Angelical".

Intenta mantener el decoro en todo momento y tampoco permitas que el receptor del masaje te falte al respeto a ti como Masajista Angelical.

***Resumen de las partes de Aromaterapia introducidas en el Masaje Angelical:*

- *La Receta de Aceite de Masaje Angelical que se hará será según receta con aceite de oliva y aceites esenciales de sándalo, mirra e incienso.*
- *Las técnicas de masaje "pluma" ("alas de ángel"), y "fleur" con la yema de los dedos en pases largos. Las demás técnicas de masaje durante el "masaje intuitivo". También se darán pases largos por la zona central del cuerpo del receptor del masaje, así sea frontal como dorsal. Con la técnica "alas de ángel" se comenzará y se acabará la zona corporal a tratar, como si fuere todo el cuerpo, y al comienzo y final del masaje. Tenga en cuenta que aprenderás otras técnicas más adelante. La técnica "alas de ángel" "cerrarán" las demás técnicas como si de un paréntesis se tratase.*

Preguntas a la Primera Clase del Curso de

Masaje Angelical:

1. ¿Qué técnicas del masaje aromaterapéutico utilizaremos en el masaje angelical y qué otros nombres le pondremos?
2. ¿Cuál es la receta del aceite de masaje utilizado en el masaje angelical y por qué esa mezcla precisa?
3. ¿Qué técnicas de masaje se aplicarán durante el masaje intuitivo?
4. ¿Qué otra técnica "nueva" se aplicará durante el masaje angelical según esta clase?
5. ¿Qué significado tiene comenzar y terminar el masaje o una parte del cuerpo con la técnica "Alas de Ángel?

MASAJE ANGELICAL
(CLASE II)

SEGUNDA CLASE DEL CURSO DE MASAJE ANGELICAL

Santiguado y Canto en Lenguas en el Masaje Angelical:

Canto/Rezo en "Lenguas":

En cuanto al "rezo en lenguas" es otra cosa, parecido al santiguado común pero el sanador, en este caso cae en trance y comienza a hablar, cantar en "lenguas".

Para poder utilizar el "habla en lenguas" se deberá estar iniciado (bautizado con), al Espíritu Santo (Ver "Ritual de Bautismo por el Espíritu Santo" en el siguiente párrafo).

El rezo, canto o habla en lenguas se enseña en el Sistema de Sanación Angelical Carismático, creado por Damián Alvarez, y se utiliza para deshacer energías negativas pero no "males de aire" sino brujerías, posesiones, ahuyentar demonios u otros seres negativos, etc., o sea, energías negativas más poderosas.

El "rezo en lenguas" crea unas energías mucho más elevadas que el santiguado común conectando al Sanador/Terapeuta con el Corazón de Dios (merkabah), a una frecuencia vibracional en el mismo plano que lo denominado "Flor de la Vida" o "Aliento de Dios".

El "rezo en lenguas" (orar en lenguas), llega directamente a Dios, y ni siquiera los ángeles la entienden, lo que la hace eficaz cuando deseamos pedirle a Dios de una manera que ni siquiera los demonios se den cuenta de lo que pedimos, y así no puedan interrumpir la respuesta de Dios de camino hacia abajo a través de los planos hasta llegar al mundo físico.

Don de Lenguas. Orar, Cantar en Lenguas:

"Todos fueron llenos del Espíritu Santo y comenzaron a hablar en otras lenguas, según el Espíritu les daba habilidad para expresarse". Hechos, 2:4 La oración en lenguas o canto en lenguas es pura Musicoterapia. Al igual que el santiguado, la oración o canto en lenguas crea una onda energética de frecuencia tan elevada que deshace toda energía negativa (frecuencia energética baja). Orar en lenguas es relativamente fácil, solo debes de elegir una oración cualquiera como "el Padre Nuestro"(por ejemplo) y repetirla en alto y de forma rápida y continua hasta que las palabras de la oración se entremezclen entre sí siendo ininteligibles para todo aquél que no posea el don de entender "el habla en lenguas".

*La energía de frecuencia elevada que crea la oración o canto en lenguas hará que el orador entre en trance, (quizás también sus oyentes si está acompañado). Realmente será en ese momento, cuando el orador siga rezando o cantando de forma inconsciente, cuando en verdad, esté orando o cantando en lenguas. La oración, en ese momento, fluirá de forma espontanea a través de orador sin esfuerzo alguno por su parte. Grandes cosas podrán suceder entonces, desde la curación de enfermedades terminales, sanaciones súbitas, milagros y otros actos de poder.

Aparte de las posibilidades que entraña la oración, habla o canto en lenguas que hemos enumerado, el Sanador Angelical puede utilizar tal don de Dios en las Terapias de Sanación, para deshacer energías negativas de cuerpo y alma del paciente, para limpiar energéticamente el medio ambiente, durante la práctica de exorcismos, y en las guerras espirituales, así sea contra brujos como contra seres espirituales negativos.

También se puede orar a Dios en lenguas, consiguiendo con ello, dádivas de Dios rápidamente, ya que los seres espirituales negativos no entiende el habla en lenguas, y por lo tanto no pueden interferir en la respuesta de Dios al orador, retrasando la respuesta divina.

Cantarle a Dios en lenguas (la mejor forma de hacer alabanzas), molesta a los seres espirituales negativos, engrandece al orador y le da gloria a Dios y a su Nombre La oración o canto en lenguas, se denomina "don de lenguas" por los iniciados, y realmente es un don divino (regalo de Dios), a la humanidad, al igual que el "don de entender las lenguas", como hemos visto anteriormente. Lo dones de Dios a la humanidad son: El don del amor, el don de la profecía, el don de hacer milagros, el don de la sanación, el don de la curación y el don de hablar en lenguas y el don de entender el habla en lenguas. El único requisito para recibir el "Don de lenguas" es estar bautizado por el Espíritu Santo.

Ritual de Bautismo por el Espíritu Santo:

Requisitos para el Bautismo por el Espíritu Santo:

1. Creer en Jehovah como único gran Dios creador de lo visible y lo invisible
2. Creer en Las Enseñanzas de Jesucristo
3. Creer en el Espíritu Santo como energía divina creativa amorosa y poderosa de sanación, curación, conservación, restauración, protección y educación.
4. Creer en el contenido del Santo Grial

Ritual de Iniciación (Bautizo):

1. Oración de Iniciación (Oración de Bautismo) y Protección
2. Manos del Maestro en Sanación Angelical sobre el chakra Corona del receptor del bautizo
3. Rezo y canto en lenguas durante 20 minutos o hasta que el Maestro crea conveniente
4. Cerrarse a las energías y dar gracias a Dios
5. Arraigar al receptor de la iniciación y así mismo si fuera necesario

*Este ritual de iniciación también se puede llevar a cabo a distancia por el método de visualización.
*Varios Maestros pueden iniciar a un receptor al mismo tiempo.

Ritual de Iniciación del Sistema de Sanación Angelical Carismático por el Poder de Jehovah y los Arcángeles Mayores:

El receptor de la iniciación se situará sentado con las manos en posición de rezar. El maestro se mantendrá de pie durante todo el ritual frente a frente con el discípulo, o si lo prefiere a sus espaldas hasta el paso número "8" que será entonces cuando pasará hacia adelante. Hará las protecciones pertinentes que se explican tan amplias como para que él mismo y el receptor queden dentro de estas.

1. Respiración por la boca de la Flor de la Vida (varias veces).

2. Decir "Jehová encima de mi me protege, la tierra bendita de Dios bajo mis pies me protege (visualizar el Tetragramaton en nuestra estrella del alma conectándose con sus energías Metatron/Shekinah a la estrella de la tierra a través de nuestra Línea Hara). Decir mentalmente: "Metatron, Shekinah, Metatron, Shekinah, Metaron, Shekinah.

3. Hacer la cruz de protección de los arcángeles: Decir "Rafael delante de mi me protege, Gabriel detrás de mi me protege, Michael a mi derecha me protege, Uriel a mi izquierda me protege".

4. Hacer la Merkabah de protección: Primer triángulo: Decir "Ante mi Sariel me protege, a su derecha Jaramael me protege, a su izquierda Raguel me protege". Segundo triángulo: Decir "A la derecha está Tzaquiel, a la izquierda está Raziel, detrás de mi está Jophiel y me protegen"

5. Bajar con la respiración de luz las energías Jehovah (Tetragramaton), desde las estrella del alma hasta la estrella de la tierra (varias veces), y decir: "Metratron, Shekinah, te pedimos que nos conectes con las energías de Jehová y nos guíes en esta iniciación.

6. Poner las manos sobre la estrella del alma del receptor de la iniciación y enviarle las energías Jehovah desde su estrella del alma hasta su estrella de la tierra (Metatron/Shekinah).

7. Poner las manos sobre el chakra Corona del receptor de la iniciación y decir: "Que el ángel Jophiel te conecte a las energías benditas de Jehová y te llene de iluminación y belleza en todo lo que veas.

8. Seguir con las manos sobre el chakra Corona del receptor y decir: "Que Uriel te conecte con las energías de Jehová y te dé sabiduría y profecía, la visión del espíritu". Poner las manos sobre su Tercer Ojo (una mano en el entrecejo y otra en la parte dorsal), y decir lo mismo.

Ahora se puede pasar hacia adelante y trabajar cara a cara con el receptor de la iniciación.

9. Poner las manos sobre el chakra Corona del receptor y decir: "Que Raziel te conecte con las energías de Jehová y te de conocimiento sobre los misterios divinos". Poner las manos sobre el chakra Garganta del receptor y decir lo mismo.

10. Poner otra vez las manos sobre el chakra Corona del receptor y decir: "Que Jaramael te conecte con las energías de Jehová y te dé guía, perdón y compasión. Poner las manos sobre la sede del alma (entre el chakra

Garganta y el chakra Corazón), del receptor y decir lo mismo.

11. Poner otra vez las manos sobre el chakra Corona del receptor y decir: "Que Gabriel te conecte con las energías de Jehová y te aporte renacimiento y transformación. Poner las manos sobre el chakra Corazón del receptor y decir lo mismo.

12. Poner las manos sobre el chakra Corona del receptor y decir: "Que Tazaquiel te conecte con las energías de Jehová y te dé merced y justicia". Poner las manos sobre el Plexo Solar del receptor y decir lo mismo.

13. Poner las manos sobre el chakra Corona del receptor y decir: "Que Michael te conecte con las energías de Jehová y te dé fuerza amorosa, pureza, dignidad y honor". Poner las manos sobre el chakra Sacro del receptor y decir lo mismo.

14. Poner las manos sobre el chakra Corona del receptor y decir: "Que Sariel te conecte con las energías de Jehová y te de conocimiento, sanación y valor". Poner las manos sobre el chakra Base (Centros de la Abundancia o hueso púbico), del receptor y decir lo mismo.

15. Poner las manos sobre el chakra Corona del receptor y decir: "Que Rafael te conecte con las energías de Jehová y te dé sanación en la mente, el corazón y todo tu ser". Poner las manos sobre las manos del receptor y decir lo mismo.

16. Poner las manos sobre el chakra Corona del receptor y decir: "Que Raguel te conecte con las energías de Jehová y con Su Amistad porque tú eres el guardián y protector de la Tierra". Poner las manos sobre los pies del

receptor, enviar las energías desde los chakras de los pies hasta su estrella de la tierra y decir lo mismo.

17. Poner las manos sobre el chakra Corona del receptor y decir: "Que Jophiel, Uriel, Raziel, Jarmael, Gabriel, Tzaquiel, Michael, Sariel, Rafael, y Raguel bendigan y sellen esta iniciación en el nombre de Jehová

La iniciación te la puedes hacer a ti mismo, o a ti misma, visualizando que te la hacen los arcángeles nombrados en el ritual y diciendo las afirmaciones mentalmente.

En terapias utilizarás las energías de los arcángeles correspondientes para cada chakra.

¡Suerte!

Santiguado:

El Santiguado es pura Musicoterapia, aunque nunca nadie lo había definido como yo lo hago. Se supone que los santiguados son rezos que curan a las personas y el poder estaría en los citados rezos que guardan los Santiguadores a "cal y canto", "oraciones poderosas de sus tatarabuelos", pero no es así.

Los Santiguadores Canarios son muy famosos en el mundo, hacen los Santiguados mientras que con las dos manos levantadas y dirigidas hacia el paciente le dibujan cruces con los dedos sobre el cuerpo. Los Santiguados también se hacen a distancia y son muy efectivos para sanar lo denominado "mal de ojo", mal aire", decaimiento o malestar en general sin causa alguna aparente.

Mi definición de Santiguado es la siguiente:

Repetición en alto, de forma rápida y monótona de un mantra, frase u oración, con el fin de crear una onda de frecuencia energética elevada, que dirigida hacia el paciente con el poder de la fe deshacería las energías negativas (frecuencia más baja), que le están causando el "mal".

Yo me di cuenta de que no eran las oraciones en custión las que sanaban al receptor del Santiguado sino las energías creadas por el Santiguador, ya que rezos existen infinitos y en muchas culturas, y todos funcionaban, igual en Canarias como en el Tibet. Así que no se trataba de el rezo, sino de la forma en que se decía el rezo.

Para Santiguar a una persona, primero tienes que hacer la "Oración de Sanación y Protección" para poder dirigir las energías que vayas creando hacia la persona que deba de recibir las energías sanadoras del santiguado.

Luego, escogerás la oración que te parezca apropiada, por ejemplo "El Padre Nuestro", y la recitarás en alto de forma rápida y monótona, tan rápida que se mezclen las palabras de la oración al entonarla, cuando termines la oración comienza de nuevo sin hacer ningún intervalo de tiempo entre el final y el comienzo de las oraciones, "encadénalas" como cuando entonas los mantras.

Se supone, que después de haber recitado durante un rato el Santiguado, empezarás a bostezar, lo que significa que estás deshaciendo energías negativas en el cuerpo y alma del paciente.

Tu, te puedes Santiguar a ti misma todo lo que desees y así coges práctica.

*En el Sistema de Sanación Tinerfe se utiliza el Santiguado para deshacer energías negativas principalmente en el Aura y parte baja (pies, piernas) del cuerpo del paciente, pero se recita de forma callada, (el Santiguado se hace de forma mental, de forma interior), para así no molestar o asustar al paciente.

*El Santiguado y/o Canto en Lengua en el Masaje Angelical:

- *El "Canto en Lenguas" o el Santiguado (por defecto), se utilizará en el Masaje Angelical con el fin de caer en trance y así poder practicar el Masaje Intuitivo.*

- *El "Canto en Lenguas" se llevará a cabo de forma simultánea con los pases largos en las técnicas de masaje "Alas de Ángel" y "Fleur" con la yema de los dedos, o sea, casi desde el principio de la sesión.*

- *Solo se dejará de cantar en lenguas durante la práctica de la canalización de energías a través de la respiración esotérica que en nuestro caso utilizaremos lo denominado "Aliento de Dios" o "Respiración de la Flor de la Vida".*

- *Después de haber dado algunos o muchos (5, 6, 7, o más), pases largo con las "Alas de Ángel y con el "Fleur" cantando suavemente en lenguas, pues, lo más probable es que caigas en trance y tu alma se encontrara completamente conectada al alma del receptor del Masaje Angelical. En este momento será cuando comiences con la técnica de "masaje intuitivo elevado".*

- *La Iniciación Angelical te ayudará en la canalización de la Flor de la Vida, Merkabah, Sagrada Cruz, etc.*

Preguntas a la Segunda Clase del Curso de Masaje Angelical:

1. ¿Cuál es el requisito para poder orar/cantar en lenguas?
2. ¿Cuáles son los requisitos para poder ser bautizado con el Espíritu Santo?
3. ¿Cómo comenzarías a practicar a orar/cantar en lenguas? Explica.
4. ¿Qué se consigue en el masaje Angelical orando/cantando en lenguas?
5. ¿De qué te sirve en este curso la iniciación angelical carismática?

MASAJE ANGELICAL
(CLASE III)

TERCERA CLASE DEL CURSO DE MASAJE ANGELICAL

El Masaje Intuitivo y el Aliento de Dios en el Masaje Angelical

Masaje Intuitivo:

Después de haber estado un rato cantando en lenguas, siempre al mismo tiempo que practicas los pases largos de las técnicas de masaje "alas de ángel" y "Fleur", caerás en trance, se supone, lo más probable (si lo haces bien). Será entonces cuando sea tu alma la que aplique el masaje al cuerpo y alma del receptor de la terapia sin que tu casi no seas consciente de lo que estás haciendo.

Cuando tu alma se conecta al alma del paciente sabe en cada/todo momento que necesita esa persona que recibe el masaje. Así pues, tu alma dispondrá de tus conocimientos previos en técnicas de masaje, geometría sagrada, etc., pero no creas que lo hará de una forma lógica, lineal sino como tu alma crea conveniente.

De todas formas, el ritmo de las técnicas de masaje que utilice tu alma seguirá siempre el ritmo de tu canto en lenguas, pero el ritmo y velocidad de tu canto en lenguas podrá variar, así mismo, la velocidad y presión, de la técnica de masaje utilizada en ese momento. En algún momento dado hasta podrá quedar en silencio, reposando tus manos en cualquier parte determinada del cuerpo del paciente, y hasta practicar con tu mano o dedos algo de "acupresión". Tan solo déjate llevar, libera tu cuerpo, no le pongas impedimentos de forma "lógica", "mental", sino deja que tu alma lo guíe al son de tus canticos.

Según experiencia propia, aparte de los pases largos incluidos de forma consciente en este masaje, suele ser el "amasamiento" y el "golpe en vacío" (o palmaditas), sobre todo en nalgas y muslos lo que el alma del receptor del masaje angelical pide, causando al paciente liberaciones emocionales fuertes así sean en modo de llantos como de risas.

El "Fleur" con la mano completa en pases largos, así mismo algo de digito- puntura, quedarse completamente parado transmitiendo sanación en un punto determinado del cuerpo del paciente, y la respiración esotérica espontanea (en estos momentos no se puede cantar), es lo clásico.

Tus conocimientos previos en geometría sagrada también utilizará tu alma sobre el paciente para aplicar el masaje formando símbolos de sanación, espirales, círculos, la forma de la cruz, triángulos, y sobre todo el *símbolo de la eternidad, y el corazón* (Un "Fleur" completo de principio a final), al son de tus cantos y rezos sobre diferentes partes del cuerpo del paciente que los necesite.

Los símbolos suelen hacerse (ni idea del por qué) de un solo trazo.

Entiende que tu intuición, aunque muchas veces te sorprenda haciendo cosas que "crees no conoces", utilizará siempre las "herramientas" que ya posees sean físicas o energéticas. Yo mismo me sorprendí la primera vez que me di cuenta de que estaba dibujando con mis manos el símbolo de la eternidad repetidas veces sobre diferentes partes del cuerpo del paciente mientras cantaba en lenguas, cuando practicaba el masaje angelical. Mi alma reconocía ese símbolo, aunque yo nunca lo había utilizado en masajes o terapias, así que, déjate llevar, y no te equivocarás nunca.

La Respiración Esotérica y el Aliento de Dios

Respiración Esotérica:

La "respiración esotérica", mal llamada de reiki no es exclusiva de reiki. Este método de canalización de energías sanadoras se ha utilizado en toda la historia de la sanación, y mucho antes de que hubiera constancia del Sistema de Sanación Reiki occidental moderno.

Existen sanadores que solo canalizan las energías sanadoras a través de la "respiración esotérica. Antiguamente se veía al Sanador inspirando y espirando (soplando) hacia el paciente pero no se sabía que estaba haciendo, de ahí lo de "esotérico" (respiración esotérica). Con otras palabras, que tu puedes desempeñar una terapia de cuerpo completo tan solo canalizando las energías sanadoras a través de la "respiración esotérica", sin necesidad alguna de imposición de manos.

Todas las energía sanadoras se pueden canalizar con la "respiración esotérica", así sean mantras, colores, energías de reiki, karuna, ki, etc. Tan solo cambiándole de frecuencia a las energías de la luz en tu tan-tien a las energías que deseas canalizar, y en vez de canalizarlas a través de los chakras de las manos, pues, espirarlas, soplarlas, mientras piensas en esas energías (color, sonido del mantra, mantra de alguna energía de reiki, etc.)

Ten en cuenta que las energías sanadoras asociadas a cada chakra tienen un frecuencia vibracional parecida, la más cercana a la frecuencia de las energías del chakra determinado cuando se encuentra equilibrado. Por ejemplo, el color rojo, el mantra lam y las energías cho-ku-rei de reiki tienen una frecuencia parecida, así pues, si eres una sanadora experimentada, cuando intentas canalizar con la "respiración esotérica" el color rojo. pues, también canalizas el mantra lam y el cho-ku-rei casi de forma automática.

Respiración Esotérica (Metodología):

En la "Respiración Esotérica" debemos acercar nuestra boca a unos pocos centímetros de la parte del cuerpo que se desea tratar, por lo que no se recomienda utilizar esta terapia en casos de enfermedades contagiosas.

Cuando soples/canalices/espires las energía sanadoras hacia el chakra o parte específica del cuerpo que desees, entonces si deberás de acercar tu boca a ese lugar determinado.

Existen dos formas de dirigir la energía a través de la respiración (soplo): *Una sería fría y fuerte para limpiar y cargar energéticamente y se llevaría a la práctica con la boca solo entreabierta y los labios casi cerrados en un pequeño círculo.*

La otra sería una espiración suave, caliente con la boca totalmente abierta, para sanar.

En el Masaje Angelical solo se utiliza la canalización de energías a través de la respiración fuerte, larga, "fría", con la boca y labios casi cerrados, aunque, siéntete libre para practicar la "respiración caliente" aunque es más intima y deberás de acercarte más al cuerpo de tu paciente. Mantén siempre el decoro.

La respiración esotérica se utiliza en el Masaje Angelical en pases largos, sobre todo por el centro del cuerpo del paciente, desde la base del cuello hasta el final de la espina dorsal (dorsal), y desde el Tercer Ojo hasta el chakra Sacro (frontal), así que controla la fuerza de tu respiración para que no te quedes corta.

También suele ser muy placentero para el receptor del masaje que le soplen en el cuello, detrás de las orejas, glúteos, muslos, pierna y hasta pies. Pases largos con la respiración esotérica desde los muslos hasta los pies, tanto frontal como dorsal, suele experimentarse como angelical.

En la parte frontal del paciente se suele soplar en su cara y ojos (suavemente), alrededor de su cuello, chakras y hasta en las ingles, muslos, pantorrillas, pies y chakras de las manos (mientras se le acarician los dedos de sus pies o manos, o pies y manos con las manos).

En el Masaje Angelical siempre se canaliza la "Flor de la Vida" con la respiración esotérica, o sea, se "baña" al paciente con el "Aliento de Dios".

Siéntete libre.

La Flor de la Vida. El Aliento de Dios. El todo del Todo en el Uno (Información preliminar al Ritual con la Flor de la Vida, el Aliento de Dios):

... "y Dios sopló aliento de vida en él, y el hombre fue un ser viviente", ...

La gran mayoría de estudiosos del tema saben que la Flor de la Vida es una figura geométrica formada básicamente por 19 círculos, pero no muchos llegan más allá del plano simbólico de dos dimensiones.

No les voy a aburrir contándoles todo lo que ya se ha escrito sobre la Flor de la Vida como que tiene más de 6.000 años de antigüedad, se descubrió en Egipto, etc., sino de nuevos descubrimientos propios basados en investigaciones y experiencia de muchos años.

Todo símbolo representa unas energías, unas energías en movimiento, energías multidimensionales. Se sabe que la Flor de la Vida representa todo y el todo, el universo al completo pero ¿por qué?

La Flor de la Vida está compuesta de 19 círculos como hemos dicho, o mejor dicho de 19 esferas. Las 19 esferas simbolizan numerológicamente el Todo, o sea, 1+9=10, el Todo. No existe nada fuera del número 10. Con los 10 primeros número se forman todas la demás cifras. Además el 10 sería igual que 1+0=1, y el uno es Dios, el Todo. También apreciamos que en este símbolo se encuentra la Estrella de David formada por sus esferas, pero no lo es todo, porque cada flor en cada esfera forma también una Estrella de David.

Hablando de esferas y no de estrellas o círculos planos podemos apreciar entonces que la Flor de la Vida es una Merkabah compuesta de 19 Merkabah. La Flor de la Vida no es plana sino multidimensional por lo que esos 19 círculos, flores, esferas, merkabah, forman infinitas esferas, o como dirían los iniciados una "Red de Merkabah multidimensional infinita".

En la Merkabah se encuentra el "Corazón" del Creador (la Esfera de Cruces de Jehovah, ver "Geometría Sagrada" de Damián Alvarez), la creación física y la creación espiritual entrelazadas, así mismo en cada Flor de la Vida. Al igual que en la Merkabah que de cada una de sus puntas (pirámides). se puede formar otra Merkabah y así sucesivamente hasta el infinito de la creación divina, cada pétalo de la Flor de la Vida forma parte de otra flor. De cada flor esférica se forman infinitas flores esféricas.

En la Flor de la Vida se encuentran el Creador, las energías creadoras del Creador y la Creación. El todo del Todo en el Uno.

Sabemos que tanto Dios, las energías creadoras de Dios y la creación son, ni más ni menos que Amor Consciente, de ahí la capacidad de los seres de crecer, desarrollarse, mantenerse vivos. La Conciencia creadora de Dios, Amor Puro se le denomina en este ámbito Metatron y Shekinah, que siendo la misma energía, Metatron simbolizaría la Conciencia Divina y Shekinah las energías creadoras, también divinas.

Como de la luz de un diamante se tratase, así es Jehovah. La luz blanca o dorada brillante sería Su conciencia y la luz de colores Su energía creadora. Siendo la misma luz tiene dos aspectos inseparables: Conciencia y acción creadora.

No es que en la Flor de la Vida se encuentre esa Conciencia energética divina, ese Amor Puro que forma y da vida, ese Aliento de Dios, sino que *la Flor de la Vida es esa Conciencia creadora*. Energías que crean y sustentan, que mantienen y protegen, que sanan y que curan.

Para concluir, diré que la Ciencia aún no ha encontrado el Aliento de Dios porque no se encuentra en la expresión física del Creador, no se encuentra en las moléculas, átomos o células sino en lo que los científicos denominan vacío. El Aliento de Dios es lo que une y sustenta el todo, siendo el todo Él mismo.

Meditación con La Flor de La Vida (el Aliento de Dios):

Cuando se realiza una meditación con La Flor de La Vida (el Aliento de Dios), sentimos que la energía poderosa de Amor y Sanación de Dios regenera cada célula de nuestro cuerpo y se instaura una corriente viva de Energía de Amor Sanadora que nos Ilumina y nos abre como una flor para recibir la presencia en nuestra vida de Dios y su Gran Amor.

Meditación con La Flor de La Vida (el Aliento de Dios):

Esta meditación consta en total de diecinueve respiraciones, que se realizan inspirando Luz desde la Flor de la Vida (una "flor" a cada inspiración), hasta la Estrella del Núcleo o Tan-Tien y que expiraremos hacia nuestro cuerpo formando una burbuja que nos envuelva por completo.

Contempla la Flor de la Vida un momento hasta que las "flores" comiencen a mezclarse unas con otras. Comienza.

Las primeras siete respiraciones las realizaremos, para equilibrarnos.

Las siete respiraciones siguientes, para llenar nuestro cuerpo de prana (extensión de energía).

La respiración quinceava se realizara, para elevar la conciencia de nuestra tercera dimensión que es el Plexo Solar (dimensión mental), a la cuarta dimensión que es nuestro chakra corazón/amor (dimensión astral).

La 16, 17 y 18 respiraciones para hacer rotar o mover la energía creativa de Dios a nuestro alrededor y protegernos.

La 19 y ultima respiración la realizaremos para llenarnos plenamente de Dios y de su inmensa energía de Amor.

Total serian: 7+7+1+3+1= 19 respiraciones de Amor y Sanación, 1+9=10= 1+0=1= el Todo, todo, Dios, la Flor de la Vida (el Aliento de Dios).

Practica con esta meditación porque la respiración esotérica durante el Masaje Angelical la tendrás que hacer con el "Aliento de Dios", esto lo consigues visualizando (haciéndote una imagen mental), de la Flor de la Vida, delante de tu cara e inspirándola hasta tu tan-

tien para luego espirarla (soplarla), sobre el cuerpo del receptor del masaje. Canalizarás el Aliento de Dios.

Practica hasta que puedas "ver" la Flor de la Vida con los ojos cerrados.

Preguntas a la Tercera Clase del Curso de Masaje Angelical:

1. ¿Qué dos tipos de respiración esotérica existen, y cual utilizaremos durante el Masaje Angelical?
2. ¿Qué energías se canalizan con la respiración esotérica durante el Masaje Angelical?
3. Explica como canalizarías la Flor de la Vida con la respiración esotérica durante el Masaje Angelical. ¿Por qué no se puede canalizar la Flor de la Vida con la respiración esotérica mientras se canta en lenguas?
4. ¿Cómo se denomina la respiración de la Flor de la Vida en nuestro ámbito?
5. Explica el masaje intuitivo.

MASAJE ANGELICAL
(CLASE IV)

CUARTA CLASE DEL CURSO DE MASAJE ANGELICAL

Una Sesión de Masaje Angelical

Trabajo previo al Masaje:

Prepara el "Aceite de Masaje Angelical" previamente, y antes de que llegue el paciente a tu consulta. Recuerda que el aceite de masaje se hace con 1 decilitro de aceite de oliva y 3 gotas de cada una de los aceites esenciales siguientes: Mirra, Sándalo e Incienso. En caso de que solo tengas dos aceites esenciales, pues dividirás las gotas así siempre te den de suma 9, o sea, añadirías al aceite base 4 gotas de un aceite esencial y 5 gotas de la otra, según gusto propio, intuición o como quieras llamarlo. Si tan solo tienes un aceite esencial de las recomendadas pues el aceite de masaje lo harías con 9 gotas de ese aceite esencial.

Prepara el aceite en un bote cerrado de los que tienen espray, así si se te cae no derramarás el aceite. Además es muy práctico.

En la sala de masajes tendrás preparada, al menos una toalla pequeña para cubrirle la ropa interior (así sean bragas o calzoncillos), a tu paciente. Un pedazo de toalla (su borde), se la pondrás entre la piel del paciente y su ropa interior, así no se la manches con el aceite de masaje mientras le aplicas la terapia. Lo haces fácilmente con las puntas de tus dedos doblando unos centímetros la toalla sobre los cantos de la ropa interior Mantén siempre el decoro.

Las mujeres pueden dejarse el sujetador puesto aunque desabrochado cuando se le aplique el masaje por su parte dorsal. Luego se le abrochará el sujetador antes de darse la vuelta en la camilla para tratarlas de forma frontal.

Usar una toalla para "protegerles" el sujetador del aceite de masaje es poco práctico en el masaje angelical.

Si lo deseas y te agrada puedes tener preparado un disco de más o menos una hora con música clásica, espiritual, new age, o lo que te apetezca. Te recomiendo la música instrumental de harpa o de órgano de iglesia. No te recomiendo los cantos gregorianos, ya que te confundirían durante el "canto en lenguas". La música la pondrás en marcha antes de comenzar con el masaje y a un volumen relativamente bajo, como de fondo, ya que, lo que a ti realmente te debe interesar, y además poderte concentrar es en la música que tú misma crees con el "canto en lenguas".

Posicionamiento del paciente:

El paciente se situará en posición de cúbito prono, o sea, acostado boca abajo sobre la camilla. Después de tratar la parte dorsal del paciente se le invitará a darse la vuelta. Antes de este momento, a las féminas que usen sujetador, se les abrochará esa prenda interior. Con los hombres no hay problema.

La duración del masaje será de 30 minutos dorsal y30 minutos frontal, alargándose según deseos del masajista.

Una Sesión de Masaje Angelical:

Sitúa tus dos manos abiertas sobre las lumbares del paciente un momento para conectarte energéticamente con su alma, y comienza a "cantar en lenguas" pero en voz baja.

Empieza a dar el masaje con tus "Alas de Ángel" muy suave, sube con las dos manos al mismo tiempo desde la zona lumbar hasta el cuello de la persona. Sube por ambos lados de la espina dorsal pero sin tocarla. Ahora "abres" tus manos desde los lados del cuello hacia sus hombros y bajas con una mano por cada costado de ésta (espalda), para unirlas luego otra vez en la zona lumbar y repetir la técnica unas 7 veces sin parar y al ritmo del reloj.

En este momento, también puedes dar pases largos de arriba a abajo y viceversa con la técnica "Alas de Ángel" (según presión), a lo largo de toda su espina dorsal pero solo con tu mano diestra. A veces es mejor subir por la espina dorsal con las yemas de los dedos y bajar con la parte dorsal de los mismos, o sea, con las uñas. Si lo haces suavemente, como debe de ser, nunca harás daño alguno. Tu mano izquierda se mantendrá apoyada (quieta o acariciando), la zona izquierda de la espalda del receptor del masaje.

Ahora, y sin perder el ritmo, aprietas un poco las yemas de los dedos en el último pase en la zona baja de la espalda y haces lo mismo que con tus "Alas de Ángel" pero con el "Fleur". Ahora estarías haciendo "Fleur con la yema de los dedos". Darás también unos 7 pases.

Te puedes imaginar que tus "Alas de Ángel" como el "Fleur" dibujan con tus dedos una flor que se abre o un corazón que se forma sobre el cuerpo del paciente, (en este caso en su espalda).

Da también pases de arriba a abajo y de abajo a arriba por su espina dorsal pero, claro está, ahora con el "Fleur con la yema de los dedos".

En este momento, y gracias al "canto en lenguas" y el aroma de frecuencia elevada habrás "caído en trance", te habrás "elevado", por lo que el masaje intuitivo aparecerá por sí solo.

Acostumbra a ser que el masaje cambia al ritmo de tu "canto en lenguas" y tus manos comienzan a dibujar símbolos sobre el cuerpo del paciente o usar otras técnicas de masaje. *Tu intuición siempre trabajará utilizando las "herramientas" que tu poseas según las necesidades energéticas específicas del paciente.* No limites a tu intuición, por ejemplo, si en un momento dado tan solo sientes por quedarte quieta con las manos apoyadas sobre una parte específica del cuerpo del paciente, y cantar en lenguas en alto, pues hazlo. Si sientes por darle unas palmadas con la técnica del vacío en cualquier parte de su cuerpo, pues hazlo, "amasamiento", etcétera, etcétera. En caso de que no te eleves para poder trabajar de forma intuitiva, guía tu tus manos dibujando sobre su cuerpo los símbolos que representan las energías sanadoras que conozcas y, claro está, siempre al compas de tu canto en lenguas que también pudiera cambiar en tono, melodía, velocidad, ritmo, volumen, timbre, etc. En este último caso te recomiendo las espirales y el símbolo del infinito/eternidad.

Ya habrán pasado, de seguro, más de 5 minutos, si no has sentido por descansar sobre el cuerpo del paciente. Sigue cantando en lenguas mentalmente si puedes pero usa tu boca, tu aire, para dirigir las energías de la "Flor de la Vida" hacia el paciente. Sopla con pases largo desde su cuello hasta el final de la espina dorsal, sopla por sus costados, sóplale el cuero cabelludo, sóplale a los lados del cuello, siempre en "pases largos", frescos y placenteros. No te olvides de seguir aplicando el masaje tanto como te sea práctico mientras utilizas la "respiración esotérica". *Todo el trabajo, todas las técnicas se usan de forma simultánea.*

Sigue soplando sobre la piel de tu paciente al mismo tiempo que utilizas el "Fleur" primero, para después de algunos pases, cambiar a "Alas de Ángel" para terminar el tratamiento de esa parte del cuerpo.

Baja ahora la parte dorsal de la ropa interior de tu paciente hasta la línea que se forma entre sus nalgas y sus muslos, y comienza el masaje en esa zona. Repite el mismo proceso que en su espalda. Mantén el decoro.

El masaje angelical lo seguirás desempeñando en todas y cada una de las partes del cuerpo de tu cliente. En los brazos y pies se pueden dar pases largos a lo largo de las extremidades al completo, tanto de arriba a abajo como de abajo a arriba, y lo mismo dorsal como frontal. La respiración de la "Flor de la Vida", el Aliento de Dios, también se puede dirigir a esas zonas largas según potencia de tu soplido, o sea, tu capacidad pulmonar como masajista angelical.

Después de haber tratado al paciente de forma frontal hasta sus pies, tan solo queda equilibrarlo, arraigarlo y bendecirlo. Ciérrate a las energías.

Últimos pasos:

El "Equilibrado" del paciente lo harás situando una mano sobre su Tercer Ojo (frente), y la otra mano por encima de su hueso púbico, mientras repites mentalmente "equilíbrate", "equilíbrate", "equilíbrate", durante unos 30 segundos.

El "Arraigo" o "Toma de Tierra" lo harás sujetándole sus pies con tus manos (una mano sobre cada pie). El Pulgar de cada una de tus manos lo situarás debajo y en el centro de cada pie. Con los demás dedos "abrazarás" el empeine de sus pies, mientras piensas "baja", "baja", "baja", durante unos 30 segundos también. Tira un poco de sus pies hacia abajo (tira un poco de su alma de vuelta a su cuerpo físico). Masajea un poco sus pies.

El arraigo es importante, ya que las energías elevadas que se crearán con el "canto en lenguas", el "Aliento de Dios", el masaje intuitivo energético y la mezcla de los aceites esenciales, podrán hacer caer también en trance al receptor de tal preciado masaje.

La "Bendición Final" la harás después de la "Toma de Tierra".

Sitúate a un lado del paciente, a la mitad de su cuerpo más o menos, pero mirando hacia su cabeza, y dirige la "Flor de la Vida" con tu respiración, desde su Tan-Tien hasta su Estrella del Alma. Canaliza la mitad del aire hacia su Tan-Tien. La otra mitad del aire la subes por el centro de su cuerpo ayudándote de tus manos hasta su Estrella del Alma, y desde ahí, la bajas por los lados de su cuerpo como cubriéndolo con las energías.

El Masaje Angelical ha concluido.

Consejos y Recomendaciones:

- Mantén siempre el decoro. No tengas miedo de caer en trance, tu alma nunca hará nada que se encuentre fuera de tu ética y moral. Este masaje NO es un masaje sexual, tampoco es un masaje tántrico, sino un masaje angelical. No permitas tampoco que el receptor del masaje te falte a ti al respeto, pero permítele que se relaje y disfrute al máximo.
- Cuéntale a tu paciente de antemano lo que harás durante el masaje para que no se sorprenda. Siempre está a tiempo de arrepentirse si no se cree estar dispuesto o preparado para un masaje de tales características.
- En caso de que te sientas cansada, párate un rato, deja de cantar en lenguas, recupera el aliento. Sigue cuando lo creas conveniente pero nunca rompas el contacto energético entre tus manos/alma y el cuerpo/alma del paciente. Rompe solo el contacto cuando vayas a coger más aceite que usarás de forma abundante aunque no demasiada, pero que no se cree fricción/calor nunca sobre la piel del paciente por falta de aceite. Si gastas mucho tiempo/energía en una parte específica del

cuerpo del paciente es porque en esa zona necesita una terapia más profunda, para no alargarte más del tiempo recomendado da menos pases en otras partes de su cuerpo que no lo necesiten tanto.

- Pide protección por ti y por el paciente antes de comenzar el masaje. En caso de que aparezcan en tu mente pensamientos/deseos contra natura, piensa que son ataques de seres espirituales negativos y no eres tú. No sucumbas.
- Si sientes que te mareas o crees que te vas a caer al suelo, pues deja de cantar en lenguas, abre tus ojos y mira a tu alrededor (muchas veces durante el masaje se te cerrarán los ojos), arráigate imaginándote un CHO-KU-REI debajo de cada pie. También puedes usar una Hematites en cada bolsillo para arraigarte.
- Si tu paciente se queda dormido, llora o se ríe a carcajadas, no dejes de seguir el masaje por ello, es completamente normal. Pero, en caso de que el paciente no pueda asimilar toda la energía y, por lo tanto, no pueda respirar normalmente, o dé convulsiones, pues equilíbralo/tranquilízalo con una mano sobre el chakra Corazón (mitad del pecho) o Tercer Ojo, y la otra sobre el hueso púbico hasta que se quede tranquilo. Poner tu mano sobre la frente o mitad del pecho del receptor de la terapia le transmitirá paz.
- Es muy placentero sentir la respiración esotérica, o sea, que te soplen en las partes interiores del cuerpo como muslos, brazos, así mismo en la cara y pies.

- Sé tú misma, no te equivocarás.

¡Suerte!

Preguntas a la Cuarta Clase del Curso de Masaje Angelical:

1. ¿Qué hará el Masajista Angelical en caso de que se maree y crea que se va a caer al suelo?
2. ¿Por qué es importante arraigar al paciente al final de este tipo de masaje?
3. Explica el "masaje intuitivo" así como se utiliza en este curso.
4. ¿A qué ritmo deberás de desempeñar el masaje angelical?
5. En cuanto a la ropa interior del paciente ¿cuál es la diferencia, en este caso, entre féminas y varones?
6. ¿Qué harás si te sientes cansada durante el masaje?
7. ¿Con qué concluye el masaje angelical?
8. ¿Por qué es importante explicarle de antemano al paciente como se llevará a cabo el masaje?
9. Realmente, aunque pongas música de fondo, ¿cuál será la música que siga tu alma para dar el masaje?
10. ¿Cómo terminarías el masaje en una parte concreta del cuerpo del paciente como por ejemplo la espalda? Explica

Damián Alvarez

GRÁFICOS

La Flor de la Vida

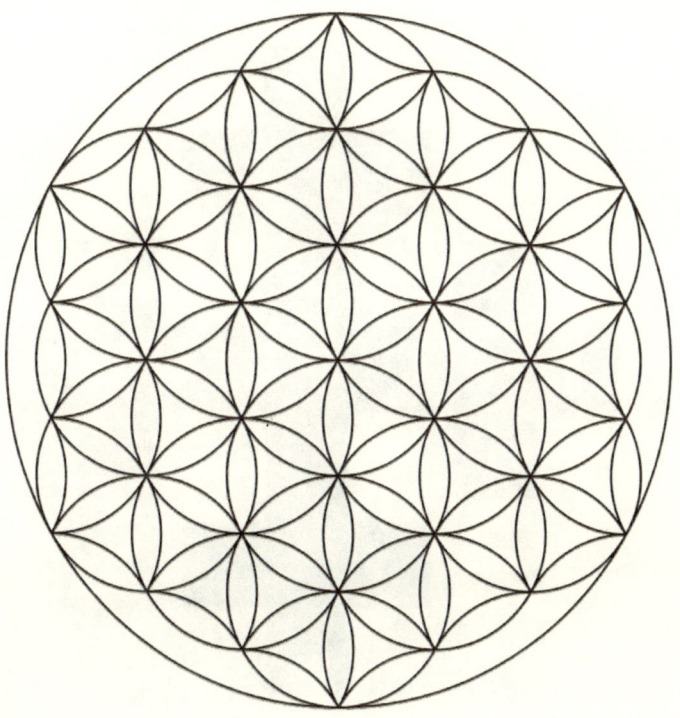

Sagrada Cruz

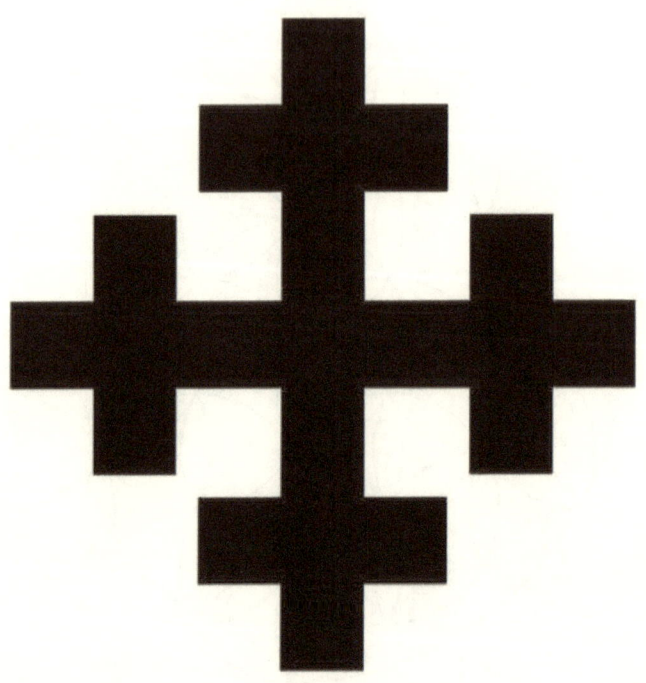

Merkabah

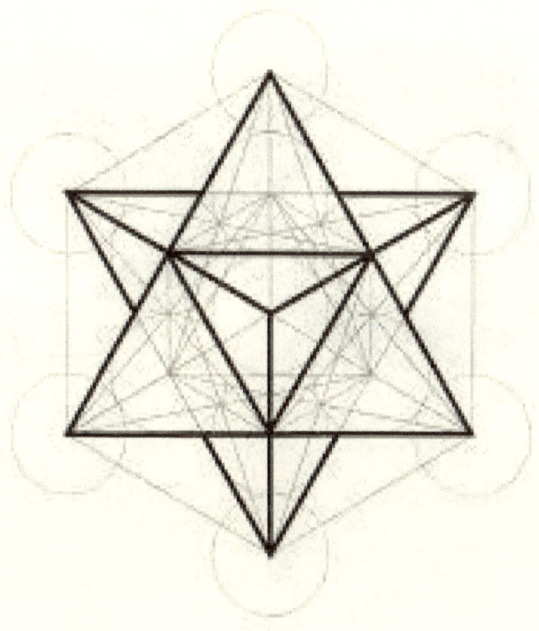

Símbolo de la Eternidad/del Infinito

Espiral

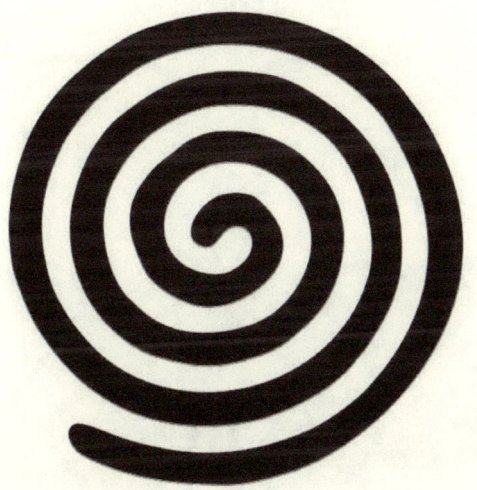

Amor

AMOR
Perfección

canalizadas por Damián Alvarez

OTRAS PUBLICACIONES DE DAMIÁN ALVAREZ

"Interacción y Resonancia Energética entre los Seres Humanos"

"Manual del Maestro del Sistema Natural de Sanación y Terapéutico Tinerfe"

"Manual del Maestro del Sistema de Sanación Reiki Japonés del Dr. Mikao Usui"

"Manual del Maestro del Sistema de Sanación Espiritual"

"Manual del Maestro en Sanación por los Cristales de Cuarzo"

"Manual del Maestro del Sistema de Sanación Karuna Ki"

"Manual del Maestro en Aromaterapia"

"Manual del Maestro en Sanación Angelical Carismática"

"Tesis de Especialización en Gemoterapia"

"Tesis de Especialización en Medicina Vibracional"

"Tesis de Especialización en Sanación Espiritual"

"La Ciencia de la Sanación"

"Técnicas Universales de Sanación"

"El Gran Libro de las Meditaciones de Sanación"

"Manual del Maestro del Sistema de Sanación Tinerfe"

"Manual de Aromaterapia"

"Anatomía Espiritual Profunda. Los Secretos Desvelados"

"Alineación con la Luz. La Meditación de los Sanadores"

"Cristaloterapia Avanzada"

"La Sexualidad del Alma"

"Rituales de Iniciación, Protección y Sanación"

"Posesiones, Poseídos y Exorcismos"

"Jehovah (Santificado sea tu Nombre)"

"Ángeles (lo que no sabías)"

"Los Secretos de la Oración del Padre Nuestro"

"La Ciencia de la Sanación (Apuntes)"

"La Escuela de Dios"

"Ser Humano. A Imagen y Semejanza de Dios creado"

"Metafísica de las Enfermedades. Curso Básico"

"Aprende a Amar. La Gramática del Amor"

"La Perfección en el Amor. Energías Sanadoras por Excelencia"

"Inspiración Divina: 7 Años de Gracia"

"Manual del Gran Maestro del Sistema de Sanación Tinerfe"

"Escuela de Amor del Sistema de Sanación Tinerfe"

"Una Sesión de Sanación del Sistema de Sanación Tinerfe"

"El Chakra Garganta, el Desarrollo de tu Vida"

"El Chakra Corona. Dios en tu Vida"

"¿Depresión? ¿Para qué? Vive la Vida"

"El Gran Poder en los Mandamientos de la Ley de Dios"

"Caminando por el Alma (El Camino entre los Chakras)"

"La Verdadera Clave de la Felicidad"

"El que controla su Plexo Solar controla el Universo"

"Cristaloterapia Moderna"

"El Karma es Maravilloso"

"El Gran Despertar de la Conciencia"

"La Gran Enciclopedia del Sistema de Chakras Mayores"

"Chakra Base. El Sustento de tu Vida"

"Curso Básico en Geometría Sagrada"

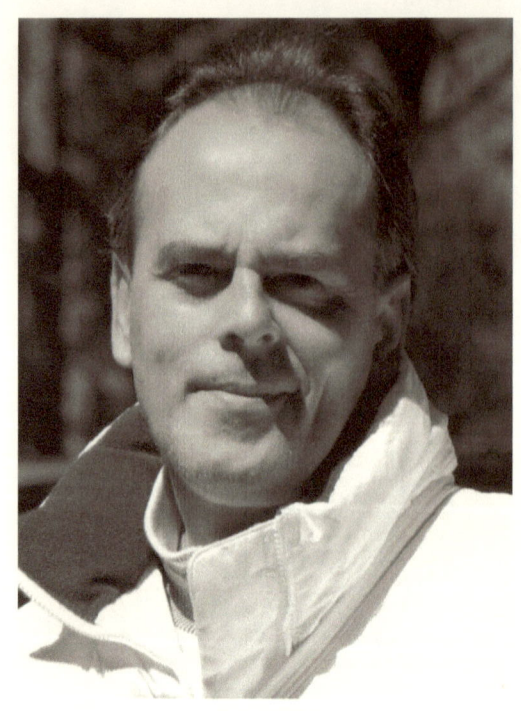

Damián Alvarez

Creador y Maestro del Sistema de Sanación Tinerfe

Creador y Maestro del Sistema de Sanación Angelical Carismático

Creador y Maestro del Sistema de Sanación "Perfección del Amor"

Creador y Maestro del Sistema de Sanación Guanche

Creador y Maestro del Masaje Angelical

http://sistemasanaciontinerfe.blogspot.com.es/

e-mail: sanaciontinerfe@hotmail.es

www.ingramcontent.com/pod-product-compliance
Lightning Source LLC
Chambersburg PA
CBHW021233280526
45784CB00005B/2083